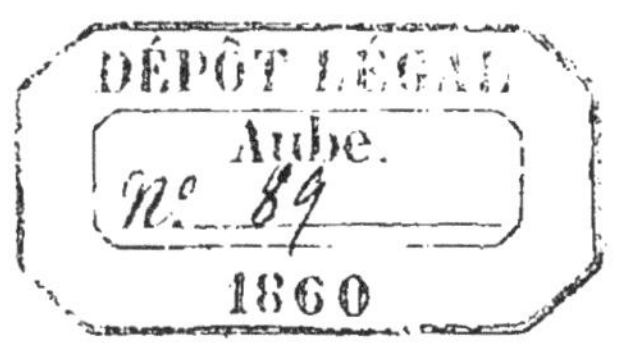

DE LA FIÈVRE TYPHOÏDE

ET DE SON TRAITEMÉNT.

DE
LA FIÈVRE
TYPHOÏDE
ET DE
SON TRAITEMENT

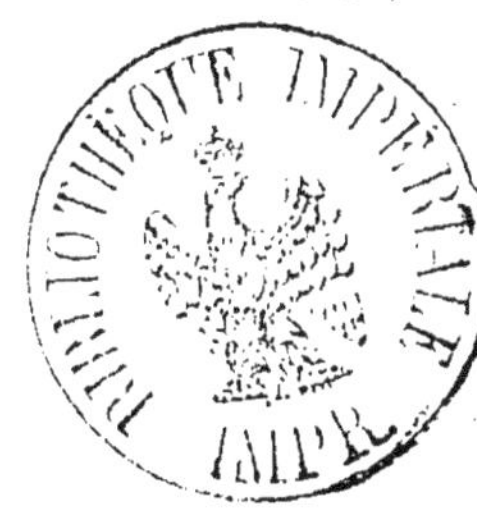

Par **DIOS**

Médecin à Mailly (Aube).

Naturam morborum curationes ostendunt.

Hippocrate.

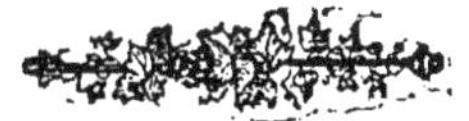

ARCIS-SUR-AUBE

IMPRIMERIE DE FRÉMONT, LIBRAIRE

PLACE DE L'ÉGLISE.

1860

DE LA
FIÈVRE TYPHOÏDE

ET

DE SON TRAITEMENT.

La nouvelle théorie que j'inaugure n'est que la conséquence immédiate des cures constantes toujours obtenues par un traitement identique.

La fièvre typhoïde est une maladie générale, de nature essentiellement asthénique, dépendant d'une perversion de l'état physiologique général de l'organisme, par suite de laquelle perversion l'intestin sécrète un virus miasmatique que nous appellerons typhique, dont l'absorption produit ces désordres nerveux généraux, véritable empoisonnement qui constitue pour nous les typhoïdes graves.

La fièvre typhoïde offre donc deux périodes distinctes :

1° La période d'invasion, pendant laquelle les fonctions physiologiques perverties disposent les matériaux qui doivent fournir le poison typhique ;

2° La formation de ce poison par la sécrétion intestinale et son absorption immédiate par l'intestin, ou empoisonnement typhique.

L'état pathologique constitué par la première période donne naissance à ces typhoïdes légères dont le principal caractère réside dans la prostration générale des forces avec perversion peu grave de l'état fonctionnel général, facilement curables, n'offrant jamais de symptômes d'empoisonnement, n'étant jamais contagieuses, parce que le désordre des fonctions n'est pas assez prononcé pour donner naissance au virus typhique, seul apte à la propagation de la maladie.

L'expulsion au dehors des miasmes typhiques par l'activité physiologique de tous les émonctoires de l'économie, engendre les épidémies de fièvres typhoïdes.

La maladie produite par contagion est ordinairement plus grave, toutes choses égales d'ailleurs ; car au virus externe absorbé, vient toujours s'adjoindre le poison sécrété par l'intestin du sujet qui toujours devient malade.

La fièvre typhoïde avec constipation est ordinairement grave, car le système absorbant peut s'emparer de tout le virus sécrété, tandis que, lorsque sont fréquemment rejetées au dehors les sécrétions intestinales, avec elles est expulsée une partie des miasmes putrides.

La fièvre typhoïde n'atteint ordinairement que l'âge adulte : 1° parce que généralement à cette époque surviennent les perversions organiques par les privations de toute espèce et par les excès de tout genre ; 2° parce qu'à cet âge encore les facultés absorbantes sont dans leur plus grande activité.

La gravité de la maladie dépendant surtout de l'activité absorbante de l'intestin, c'est à lui, je crois, qu'il faut adresser le plus possible les divers moyens curatifs.

J'ai avancé que dans les typhoïdes par contagion, les accidents étaient ordinairement plus graves, parce que à l'empoisonnement par contagion venait s'adjoindre le poison sécrété par l'intestin toujours malade.

Je ne me suis servi de l'expression *toujours* que pour faire continuellement observer l'intestin, qui en effet devient malade neuf fois sur dix et lorsque par hasard l'intestin ne participe pas ou participe peu à l'affection, l'empoisonnement ou les désordres nerveux qui constituent le début de la maladie (toujours contractée par contagion), ne produisent cependant que rarement la mort, malgré leur apparente gravité ; ce qui a fait dire à plusieurs praticiens que les typhoïdes débutant par le délire présentaient en général une gravité moindre, ce que prouve ma théorie, car l'intestin étant le générateur du poison typhique, si dans un cas quelconque il ne participe pas à la maladie, on n'aura pour obtenir la guérison, qu'à favoriser l'expulsion du poison externe absorbé, sans avoir à craindre de voir ce poison à chaque instant renouvelé par la sécrétion intestinale.

Cette forme de typhoïde que nous appellerons *cérébrale*, constituait l'ancienne *fièvre ataxique*.

Lorsque la typhoïde cérébrale est produite par l'absorption d'une trop grande quantité de virus, l'empoisonnement devient promptement mortel, ce qui constitue ces typhoïdes foudroyantes qui durent de huit à douze jours.

Dans les typhoïdes primitives graves, ou bien les typhoïdes contagieuses avec lésions intestinales, on obtient immédiatement le *statu quo* des accidents nerveux qui chaque jour augmentaient d'intensité, lorsque par un traitement bien dirigé on est parvenu à remmener l'intestin à sa sécrétion normale. L'affection n'est plus dès lors qu'un empoisonnement limité ou typhoïde cérébrale se terminant heureusement huit fois sur dix : on comprend d'après cela de quelle importance est la guérison rapide de l'intestin puisqu'on sera d'autant plus certain d'obtenir un favorable résultat, que l'intestin aura sécrété une plus faible quantité de virus typhique.

La fièvre typhoïde peut présenter encore, mais plus rarement, la forme suivante : Débilité profonde, constipation, météorisme, absence de tout symptôme d'empoisonnement général, intelligence intacte, peu ou point de fièvre.

Dans ce cas spécial, le désordre fonctionnel produit comme toujours la maladie intestinale et l'intestin à son tour sécrète le virus miasmatique, et cependant on n'observe pas ces grands désordres nerveux qui constituent pour nous l'empoisonnement typhique, ce qu'il faut attribuer particulièrement : 1º Au peu d'énergie du système absorbant intestinale ; 2º à l'expulsion permanente et continue au dehors des miasmes putrides sécrétés, ce que prouve en réalité ce genre de fièvre typhoïde, la plus éminemment contagieuse.

Nous appellerons cette forme de typhoïde, *intestinale*, c'est l'ancienne fièvre adynamique.

J'ai encore à parler d'une forme de fièvre typhoïde la plus grave et la plus contagieuse de toutes celles énumérées jusqu'ici, c'est la fièvre dite puerpérale.

Pour moi, en effet, cette fièvre n'est qu'une typhoïde, ce qu'il est facile de prouver : 1° Par l'état dans lequel se trouve la personne qui en est atteinte ;

2° Par les symptômes généraux rapides de l'empoisonnement typhique ;

3° Par le caractère éminemment contagieux de cette grave maladie ;

4° Enfin par le traitement de l'affection puerpérale.

J'érige en principe d'abord, que toute maladie contagieuse ou épidémique ne peut dépendre que de la sécrétion d'un virus miasmatique produit par l'intestin malade, et que nulle affection inflammatoire sthénique n'est susceptible de donner naissance à ce genre de maladie.

La fièvre puerpérale est donc pour nous une affection générale, de nature essentiellement asthénique, dépendant d'une perversion profonde de l'état physiologique général de l'organisme, par suite de laquelle l'intestin sécrète le virus typhique, développant par son absorption ces profonds désordres nerveux qui entraînent si rapidement les personnes atteintes de cette maladie.

En effet, l'accouchement par les pertes rapides qu'il occasionne à la femme, par l'ébranlement violent du système nerveux, place cette dernière dans les conditions les plus favorables au développement d'une maladie asthénique ou de décomposition. Survienne donc une cause occasionnelle quelconque, et jamais typhoïde n'aura trouvé d'aussi faciles circonstances à son développement. Aussi l'intestin subitement atteint, sécrète-t-il en abondance le virus typhique, et l'empoisonnement général est tellement rapide que trois ou quatre jours suffisent ordinairement pour constituer la typhoïde la plus grave. Ajoutez à cet empoisonnement typhique, les symptômes de décomposition offerts par l'utérus et le péritoine, ou l'inflammation asthénique de ces organes, et vous aurez en réalité la thyphoïde la plus rapidement mortelle.

La fièvre typhoïde puerpérale est essentiellement épidémique et contagieuse, ce qui se passe annuellement à Paris dans les salles d'accouchements nous dispense de fournir d'autres preuves. Cependant, la fièvre typhoïde ordinaire est endémique à Paris, et ne devient véritablement contagieuse que dans les cas les plus rares. Cette immunité dont jouissent les habitants de la capitale, ne dépend sans nul doute que de la composition de l'air qu'ils respirent, contenant toujours une certaine dose de miasmes typhiques : dose trop légère pour produire la maladie, mais qui n'en rend pas moins leur constitution réfractaire; aussi ne voit-on en général la fièvre typhoïde sévir que chez les jeunes-gens de la province, qui ne sont point encore acclimatés, c'est-à-dire qui n'ont point encore une assez longue habitude de respirer l'air chargé de miasmes putrides des grandes villes ; mais lorsque la maladie se développe dans des circonstances exceptionnelles, comme après l'accouchement; lorsque par la violence de l'affection une dose anormale de virus typhique est sécrétée, alors la contagion devient réelle, effrayante, surtout après l'accouchement.

La fièvre dite puerpérale, considérée jusqu'à nos jours comme une métro-péritonite de nature sthénique, n'a été traitée dès le principe que par le système antiphlogistique. Les insuccès trop fréquents obtenus par ce système ont conduit les praticiens à tenter une médication contraire : dès lors, les toniques, les balsamiques, les vomitifs, les purgatifs simples et les drastiques ont produit quelques cas de guérison. Certainement ces cas rares de guérison prouvent deux choses : La première que la maladie est de nature asthénique et la seconde que les malades, comme dans la typhoïde ordinaire, ne sont guéris au moyen des vomitifs ou drastiques que par l'expulsion d'une certaine quantité de virus miasmatique.

C'est donc avec raison que je fais de la fièvre puerpérale, une typhoïde que j'appellerai puerpérale, la plus contagieuse de toutes nos typhoïdes.

Nous pouvons donc considérer, dans la fièvre typhoïde, cinq formes particulières :

1° Typhoïde ne dépassant pas la première période (typhoïde légère ou fièvre muqueuse) ;

2° Typhoïde avec première et deuxième périodes, empoisonnement général (ou typhoïde eutéro-cérébrale ou ataxo-adynamique) ;

3° Typhoïde ordinairement par contagion, n'offrant que les désordres nerveux généraux, sans lésions intestinales (ou typhoïde cérébrale ou ataxique) ;

4° Typhoïde avec sécrétion intestinale sans absorption de virus, très-contagieuse (ou typhoïde intestinale ou adynamique) ;

5º Enfin typhoïde des femmes en couche (ou typhoïde puerpérale), la plus contagieuse de toutes.

TRAITEMENT DE LA FIÈVRE TYPHOIDE.

Le traitement de la fièvre typhoïde après ce que nous avons dit sur la nature intime de cette affection et sur les diverses expressions de cette maladie ; peut se réduire à trois moyens principaux :

1º Dans tous les cas sans exception, soutenir par tous les moyens toniques les forces dynamiques du sujet, qui tendent à disparaître par la décomposition inhérente à toutes les affections asthéniques.

2º Éviter la sécrétion du poison typhique, par le traitement de l'intestin, ou l'expulser lorsqu'il est formé, ou mieux encore le neutraliser ; mais puisque la science n'est pas encore parvenue a reconnaître la nature intime des poisons miasmatiques, nous devons rechercher les moyens les plus propres à rapidement expulser de l'économie le poison typhique ; et en tête de ces moyens nous préconisons les purgatifs et les désinfectants.

3º Lorsque le poison absorbé produit sur le système

nerveux cérébral ces graves désordres, qui sont pour nous l'expression constante de l'empoisonnement typhique, nous recommandons tous les calmants du système nerveux et surtout ceux qui pourraient donner un repos momentané à cette perturbation cérébrale qui menace à chaque instant la vie de nos malades : je crois avoir atteint ce but par l'administration du sulfate de quinine que je considère comme le médicament périodique par exellence, ne guérissant les fièvres intermittentes ou périodiques que d'une manière substitutive. Je l'ordonne donc pour profiter de sa vertu périodique, et remmener les désordres nerveux généraux continus au type rémittent ; j'ai d'autant mieux atteint mon but que toujours, après l'administration de la quinine, je produis de copieuses sueurs pendant lesquelles mes malades jouissent d'un repos parfait.

Puisque la fièvre typhoïde primitive n'acquiert de la gravité que lorsqu'elle atteint la deuxième période, tout moyen qui pourrait maintenir l'intestin dans son état normal, serait le prophylactique de la maladie qui nous occupe ; comme pourrait-être considéré comme antidote de cette maladie le médicamment qui remmènerait l'intestin malade à sa sécrétion normale, je crois être sur la voie du médicament qui remplit ce double but.

Dans toute typhoïde ne dépassant pas la première période, j'administre à mes malades deux ou trois potages gras par jour et deux ou trois tasses de bouillon, selon les cas, dans l'intervalle des potages : pour boisson principale, l'eau vineuse à un tiers de vin ; si la débilité me paraît trop considérable, j'ajoute à ces moyens trois cuillerées par jour de vin de quinquina.

Lorsque apparaît la deuxième période, ou l'empoisonnement typhique ; aux moyens ci-dessus, j'ajoute chaque jour deux lavements composés de deux verres d'eau, une cuillerée de charbon en poudre et deux grammes de chlorure de soude. C'est dans la présente circonstance qu'il faut tenter les moyens les plus propres a remmener l'intestin à sa sécrétion normale, car c'est de la rapidité avec laquelle est absorbé le virus typhique que dépend la gravité de la maladie que nous avons à combattre. Ne laissons donc point séjourner, dans l'intestin, les produits de sa sécrétion morbide ; et usons largement des purgatifs ; j'administre donc un verre d'eau de sedlitz à 20 ou 30 grammes chaque fois qu'il y a constipation ou bien lorsque je reconnais le moindre gargouillement dans la fosse iliaque droite.

Lorsque l'absorption du virus typhique a développé ces accidents nerveux si graves, qui se traduisent par l'hébétude de la face, les soubresauts tendineux, les contractions ou raideurs musculaires, la surdité, le délire continu ou intermittent, etc., il faut alors, en persistant toujours sur les moyens précédents, avoir recours surtout au sulfate de quinine, le meilleur calmant du système nerveux dans le cas présent.

J'administre donc chaque matin après l'exacerbation de la nuit de 20 à 40 centigrammes de sulfate de quinine en lavement dans un verre d'eau, ayant soin préalablement d'évacuer par un lavement simple l'intestin de mon malade ; fréquemment après deux ou trois jours, surviennent au matin d'abondantes sueurs qui procurent un sommeil paisible de quelques heures et une rémission complète de tous les graves accidents.

Dès la première sueur, la perturbation nerveuse est tellement diminuée pendant quelques heures que dans les cas qui paraissaient désespérés, le médecin peut entrevoir déjà une prochaine guérison par l'administration régulière et continue du médicament.

Lorsqu'à nouveau reparaissent les accidents nerveux, après deux ou trois jours de sueurs, ils sont tellement diminués d'intensité, que le repos de deux ou trois heures chaque jour n'est point suffisant pour expliquer une si notable amélioration; on doit nécessairement supposer que chaque sueur expulse une grande quantité de miasmes typhiques.

Si je préconise la quinine, je ne la donne point comme l'unique agent qui puisse être employé dans cette période de la fièvre typhoïde ; je la conseille uniquement dans le but de convertir des accidents nerveux continus qui deviennent rapidement mortels, en accidents intermittents, qui procurent au système nerveux cérébral un précieux repos et laissent au médecin plus de temps pour agir. Tous les calmants ordinaires du système nerveux ou antispasmodiques, ne peuvent que venir en aide au traitement que j'indique.

Je laisse à chacun le soin de modifier le traitement selon les constitutions, selon que la maladie est primitive ou contagieuse, selon les formes diverses qu'elle peut présenter ; je n'insiste que sur une chose la plus essentielle de toutes, la surveillance continue de l'intestin.

Arcis-sur-Aube. — Imprimerie de Frémont, place de l'Église.